d 23 A

DE L'INFLUENCE

QUE

L'ANATOMIE PATHOLOGIQUE

A EXERCÉE

SUR LES PROGRÈS DE LA MÉDECINE

DEPUIS MORGAGNI JUSQU'A NOS JOURS.

DE L'INFLUENCE

QUE

L'ANATOMIE PATHOLOGIQUE

A EXERCÉE

SUR LES PROGRÈS DE LA MÉDECINE

DEPUIS MORGAGNI JUSQU'A NOS JOURS.

(QUESTION PROPOSÉE PAR L'ACADÉMIE ROYALE DE MÉDECINE DE PARIS,
POUR LE CONCOURS DE L'ANNÉE 1834.)

PAR M. AMÉDÉE GUILLAUME,

DOCTEUR-MÉDECIN.

Πίκρὰ μὲν της παιδειας ρ ίξα φλυκείσ δε οι καρποι.

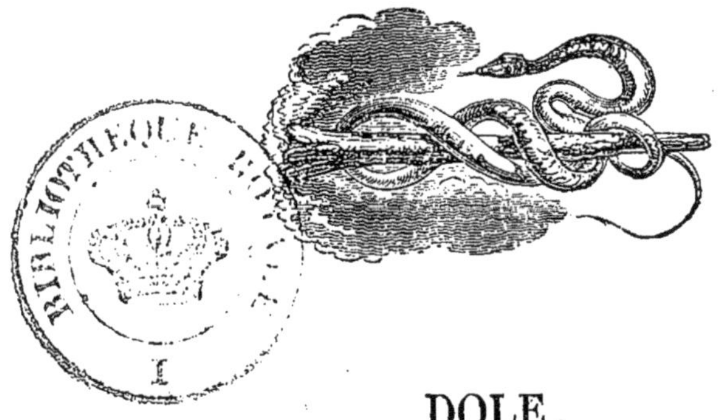

DOLE,

DE L'IMPRIMERIE DE J.-B. JOLY.

1834.

DE L'INFLUENCE

QUE

L'ANATOMIE PATHOLOGIQUE

A EXERCÉE

SUR LES PROGRÈS DE LA MÉDECINE

DEPUIS MORGAGNI JUSQU'A NOS JOURS.

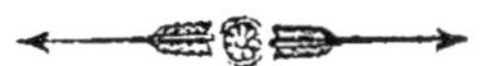

L'ANATOMIE pathologique est une science encore
au berceau. Comme tout ce qui porte un caractère de nouveauté , elle a dû subir la critique des
esprits soupçonneux des créations naissantes , ou
ennemis nés des découvertes qu'ils n'ont pas le
courage d'étudier , et dont leur faiblesse trouve
plus commode de nier les résultats que de les
approfondir. D'une autre part , elle a peut-être
été louangée outre mesure par certains anatomistes , qui ont spécialisé cette science , et ont
beaucoup exagéré la valeur de leurs travaux.
Ainsi, rejetée par quelques-médecins , d'ailleurs
très-distingués , comme une science vaine et chi-
mérique , exaltée plus qu'elle ne le mérite par
d'autres , le vulgaire des médecins ne doit véritablement trop savoir à quoi s'en tenir. L'Académie

royale de médecine a sans doute voulu fixer l'importance qu'on doit y attacher, en proposant cette question : « Quelle est l'influence que l'anatomie « pathologique a exercée sur les progrès de la « médecine depuis Morgagni jusqu'à nos jours? »

Si elle possédait toutes les connaissances qu'elle embrasse, l'anatomie pathologique aurait l'immense avantage d'éclairer avec précision le diagnostic et le pronostic des maladies, et peut-être même leur nature ; mais jusqu'à présent ses découvertes sont encore si bornées, et celles à faire si prodigieuses, que jamais l'homme ne pourra reculer de beaucoup les limites de cette science. En effet, pour étendre le cercle des connaissances anatomico-pathologiques, il lui manque ce qu'il n'aura jamais, c'est-à-dire des sens plus subtils et plus multipliés pour saisir ces actions intimes de l'organisation et de la décomposition des corps, et ces mouvements physiologiques qui président aux fonctions de la vie. En supposant même ces notions acquises, il faudrait en outre qu'il fût doué d'un génie assez vaste pour suivre le fil de ces actions, de ces réactions, tour à tour causes et effets, et dont l'intelligence humaine ne pourra jamais saisir l'étonnante multiplicité de formes et de nombres. Toutefois ce n'est pas un motif suffisant pour rejeter une science qui, si elle n'offre pas toujours à la médecine des ressources réelles, l'éclaire du moins sur l'impuissance des moyens qu'elle met en œuvre, la rend plus circonspecte, et lui fait abandonner la voie de ces tentatives hasardées que met inconsidérément en usage une médecine aveugle et ignorante : elle nous garantit de l'erreur, si elle est inhabile à nous faire découvrir la vérité.

L'anatomie pathologique ne peut être considérée que comme un effort du solidisme moderne sur les doctrines rivales. Aussi, pour faire sentir quelle a été l'influence qu'elle a exercée sur la médecine depuis Morgagni, il est indispensable de faire d'abord un exposé succinct de l'état de la médecine à l'époque où cette science prit naissance dans l'ouvrage immortel *De sedibus ac causis morborum per anatomen indagatis ;* ensuite, après avoir tracé rapidement l'état actuel de la science des lésions organiques , telle qu'elle est généralement admise, j'en déduirai des considérations qui nous feront sentir l'utilité que la médecine peut en retirer; en troisième lieu, j'examinerai jusqu'à quel point elle remplit son but , qui est de nous éclairer sur le siége , les causes et la nature des maladies.

ÉTAT DE LA MÉDECINE EN EUROPE
LORSQUE MORGAGNI PARUT.

Lorsque Morgagni parut , les théories éclectiques de Boërhaave régnaient presque universellement en Europe. Cependant, glorieuse des découvertes des ses anatomistes distingués , des Asello , des Lancisi , des Malpighi , des Bellini , des Valsalva, etc., soutenant la réputation de son école iatro-mathématique, et des doctrines développées par Baglivi et propagées par Marini et

Pacchioni, l'Italie ne se laissa pas influencer par
les théories des médecins étrangers. A cette époque, la querelle entre le solidisme et les doctrines humorales était fortement engagée. Après
avoir régné despotiquement pendant une longue
suite de siècles, le galénisme, malgré sa vieille
gloire, ne lutte dès-lors que péniblement contre
l'école de Borelli. Tour à tour associé au spiritualisme grossier d'Avicennes, aux rêveries de l'as-
trologie judiciaire, à la thaumaturgie, à la géo-
mancie, à la chiromancie, à la cabale, à l'alchi-
mie des Arabes et de Paracelse, aux ferments et
à l'archée de Van-helmont, à la chemiatrie animale de Takenius et de Sylvius de Leboé, aux
ferments digestifs de Willis ; par les efforts de
quelques hommes supérieurs, des Houllier, des
Fernel, des Duret, des Baillou, il se débarrasse
en partie de toutes ces alliances monstrueuses, et
finit par être rendu à sa pureté première. Mais
depuis cette époque l'hippocratisme pur, remis en
honneur, ne compte plus pour défenseurs illus-
tres que Stoll, Bordeu et Zimmermann. On voit
alors s'élever une secte rivale, qui se présente sous
l'aspect le plus menaçant pour lui : les grands
progrès des sciences physiques, mécaniques et
mathématiques, ainsi que le génie des hommes
qui dirigent cette école nouvelle, sont pour lui
de terribles adversaires contre lesquels il se dé-
bat. L'ouvrage *De motu animalium* porte à l'hu-
morisme un coup mortel : après avoir jeté de
profondes racines dans les esprits savants du
temps, cette conception immortelle de Borelli

crée l'école iatro-mathématique, et prépare Baglivi, qui doit être considéré comme le fondateur du solidisme moderne, comme le précurseur d'Hoffman, de Boërhaave et de Haller, dont les écrits et les travaux importants ont puissamment contribué à la propagation et à l'affermissement de cette doctrine. Déjà introduit en Angleterre à cette époque par les idées de Glisson, mieux comprises que lorsqu'il les publia; par les vues de Mayow, assez conformes à celles de Baglivi sur le rôle de la dure-mère, et surtout par les progrès que Newton fit faire à la physique, le solidisme était presque ignoré en France. La chémiatrie, encore en honneur, y combattait avec succès les efforts de Sauvages et de Chirac, admirateur passionné de Borelli. Ce n'est guère que depuis une quarantaine d'années, qu'assaillie de tous côtés par des théories favorables au solidisme, la France a fini par adopter des opinions qu'elle avait long-temps repoussées. Le solidisme vital de Cullen et la doctrine de Brown, son disciple et son rival; le vitalisme mécanique de F. Hoffmann, les travaux de Haller sur l'irritabilité; les efforts des médecins d'Italie, fécondant la doctrine de Baglivi; les tentatives quoique timides de Pinel, ont porté le dernier coup au galénisme. Lorsque Morgagni publia sa collection d'observations pathologiques, le monde médical était donc divisé par la querelle des solidistes et des humoristes. Ce médecin, imbu des principes qui régnaient dans les écoles de sa patrie, suivit les traces des grands maîtres qui les lui enseignaient:

il fut donc aussi solidiste, mécanicien et anatomiste distingué. La tendance des esprits de cette
époque à chercher le mécanisme des mouvements
organiques et les causes morbifères dans les solides, provoquèrent sans doute son zèle dans les
recherches anatomico-pathologiques; mais il n'eut
pas le premier l'idée d'une collectiou de faits de
cette nature; elle lui fut suggérée par le *Sepul-
chretum* de Théophile Bonet, qui rassembla dans
ce recueil toutes les observations éparses dans les
ouvrages de beaucoup de pathologistes antérieurs,
entre autres de Benivieni, de Plater, de Bartholin, de Ruisch. Incité par l'exemple de son pré-
décesseur, Morgagni rectifia son travail, qui a
donné à notre époque une impulsion dont l'influence sur les progrès de l'anatomie pathologique, et même de la médecine, ne saurait être
calculée. Toutefois le médecin italien doit être
considéré comme le véritable fondateur de la
science des lésions organiques, et c'est à ses travaux importants que l'on doit attribuer le zèle
étonnant qu'ont déployé les modernes dans les
recherches de cette nature. Lorsque les théories
du solidisme eurent pénétré dans les diverses parties de l'Europe, l'ouvrage de Morgagni fut re-
cherché par les pathologistes les plus célèbres:
dès lors des autopsies nombreuses furent faites, et
les journaux de médecine remplis d'observations.
Il est vrai de dire que les découvertes anatomiques
des deux derniers siècles avaient puissamment
contribué à l'impulsion des esprits vers les travaux
de ce genre. En effet, à peine Harvey a-t-il dissipé

par sa découverte de la circulation du sang tous
les fantômes de la médecine ancienne, qu'Aselli
aperçoit les vaisseaux chylifères, et nous met en
état d'expliquer la transformation des aliments en
sang; Pecquet et Vesling, confirmant cette découverte par leurs expériences, reconnaissent le ca-
nal thoracique; Rudbeck, Bartholin et Jolyf, les
vaisseaux lymphatiques dans les autres parties du
corps, et éclairent les maladies qui ont leur siége
dans les glandes, les lymphatiques, ou qui prennent leur source dans une nutrition vicieuse. Plus
tard, les travaux de Malpighi sur les poumons,
de Bellini sur les reins, de Glisson, de Bianchi,
de Morgagni, sur le foie; ceux de Swammerdam,
de Graaf, ensuite de Cowper, de Santorini, de
Morgagni sur la structure des organes de la gé-
nération; les recherches de Lower, de Lancisi,
de Senac sur le cœur, de Valsalva, de Duverney
sur l'ouie, jettent un peu de lumière sur la physiologie et les affections de ces organes. La connaissance de la distribution des nerfs, de leur
communication dans les diverses parties du corps,
nous dévoile un peu la nature des affections ner-
veuses, dont les terribles symptômes sont un peu
moins effrayants pour nous. Enfin les recherches
physiologiques de Haller et de son école; celles
de l'époque actuelle, qui se distingue par des résultats très-importants; l'anatomie générale de
l'homme, créée et développée par le génie de Bichat, ont achevé de faire sentir aux esprits justes
combien sont stériles, combien ont enfanté d'erreurs et de préjugés ces doctrines métaphysiques

qui veulent marcher en dehors de l'anatomie et
de la physiologie, et combien il est important
d'y rattacher toutes nos connaissances médicales.
Dans ces derniers temps, l'Angleterre, l'Alle-
magne et la France ont rivalisé d'efforts dans l'é-
tude de l'anatomie pathologique : Hunter, San-
difort, Valter, Otto, Bonn, Mekel, Lobstein,
Heuzinger, Corvisart, Bayle, Laënnec, Dupuy-
tren, Breschet, Cruveilher, Andral, Lallemand
de Montpellier, etc., en un mot la plupart des
médecins célèbres de l'époque actuelle, nous ont
donné les résultats de leurs recherches. Quelques-
uns d'entre eux ont composé des monographies
de la plus haute importance, qui ont singulièrement éclairé le diagnostic et le pronostic de certaines maladies. On ne peut se dissimuler que
l'anatomie pathologique est assise sur des bases
encore bien irrégulières, bien incomplètes, bien
arbitraires : chaque auteur a sa classification.
Cette oscillation des esprits dans l'appréciation des
mêmes faits, annonce que la science qui s'en
alimente est encore dans l'enfance, et qu'elle est
dépourvue de ces caractères saillants qui font la
base des sciences positives.

EXPOSÉ DE LA SCIENCE

DES LÉSIONS ORGANIQUES, TELLE QU'ELLE EST GÉNÉRALEMENT ADMISE JUSQU'À CE JOUR.

Après avoir étudié les organes en général, et
toutes les formes, toutes les modifications qu'ils
peuvent revêtir dans l'état sain ; après avoir ana-

lysé leurs tissus consécutifs et leurs éléments de composition, les modernes sont partis de ces notions pour établir leurs caractères pathologiques et leurs classifications. Ils s'accordent généralement à diviser les maladies organiques 1° en productions morbides, 2° en lésions. Les productions anormales sont divisées en productions organisées et en productions non organisées. Le premier genre comprend toutes les formations nouvelles qui ont leurs analogues dans l'économie : telles sont les différentes espèces de tissus qui peuvent se métamorphoser en un autre tissu normal. C'est ainsi que l'on voit les tissus cellulaire, vasculaire, érectile, muqueux, cutané, séreux, adipeux, ligamenteux et ses variétés ; les tissus cartilagineux et osseux, et un grand nombre enfin de productions tant solides que liquides, telles que des poils, des dents, des accumulations de sérosité ou de graisse, de l'acide urique uni à la soude, de la cholesterine, etc. ; se rencontrer accidentellement dans presque toutes les parties du corps de l'animal. Le tissu cellulaire, partout où il sert de lien aux organes et aux autres tissus (tissu cellulaire sous-cutané, inter-musculaire, sous-muqueux, sous-séreux, etc.); le parenchyme des organes, les tissus séreux, muqueux ; les liquides de composition et d'excrétion, le sang même, peuvent être le siége de ces productions accidentelles, ainsi que le rapportent les auteurs qui ont écrit sur cette matière.

Les autres formations nouvelles organisées qui n'ont aucune analogie avec les tissus naturels, sont 1° le tubercule, substance blanche, concrète friable ; 2° la mélanose (1), 3° la cirrhose, 4° la sclérose, 5° le squirrhe, 6° l'encéphaloïde, 7° ces productions accidentelles désignées sous le nom de pseudo-membranes, distinguées des précédentes par un caractère remarquable, celui de devenir des tissus des organes qui remplissent des fonctions. Considérées d'abord comme formées d'albumine, ensuite de lymphe coagulable, ainsi que l'ont répété beaucoup d'écrivains d'après Hunter, des recherches ultérieures ont démontré que ces formations anormales sont de nature fibrineuse ; 8° les différentes espèces d'entozoaires, productions vivantes, êtres parasites, qui prennent naissance dans les animaux, et ont comme eux une place marquée dans l'échelle zoologique.

Quant aux productions non organisées, on compte comme principales le pus et ses variétés, les substances comprises dans les kystes méliceris, enterôme, stéatôme ; une matière jaune récemment signalée par M. Lobstein, sous le nom de kirrhonose ; ces dépôts pigmentaires observés dans les nœvus, les éphélides, et dont le développement offre la plus grande analogie avec celui des mélanoses, ainsi que l'ont constaté les recherches de MM. Laënnec et Breschet ; ces accumulations morbides tant locales que générales de sérosité et de graisse dans les tissus ou les ca-

(1) Que M. Broussais considère comme le tubercule auquel s'est joint une matière colorante, analogue au carbone.

vités naturelles ; enfin ces sécrétions gazeuses qui ont été l'objet de recherches spéciales dans ces derniers temps. On peut encore ajouter à toutes ces productions amorphes les concrétions osso-terreuses que l'on rencontre spécialement dans l'épaisseur des cartilages et entre les tuniques ar-térielles.

Le chapitre des lésions se divise 1° en simples modifications de forme et de volume. Dans ce cas, la texture des tissus n'a rien perdu de son organi-sation première : telles sont les dilatations ané-vrismales , les dilatations du tissu cellulaire dans l'emphysème, le rapetissement des poumons à la suite des épanchements pleurétiques, le resser-rement des bronches ; 2° en vices de nutrition qui amènent les changements de consistance , l'induration et le ramollissement , ainsi qu'une différence dans le nombre des molécules qui doi-vent entrer dans la constitution normale des so-lides : c'est de cette anomalie que proviennent l'hyperthrophie et l'atrophie; 3° en troubles de la circulation produisant l'anemie et l'hyperemie; 4° en altérations de tissu comprenant les produits nombreux et variés de l'inflammation , les rup-tures précédées de ramollissement, les dégéné-rescences de diverse nature , cancéreuse, grais-seuse , gélatiniforme, ainsi que l'a observé M. Cruveilher ; l'ulcération , et toutes ces altérations profondes qui, comme dans la lèpre , la gan-grène, envahissent des parties entières, et les font se séparer du tronc; 5° les altérations des liquides, entre autres du sang et de toutes les humeurs qui

concourent à former le sang ou qui en émanent ;
6º en altération des sécrétions gazeuses de l'état
normal, et en production de nouvelles sécrétions
gazeuses ; 7º en lésions des forces vitales, qui
consistent dans l'adynamie, l'hyperdynamie et
l'ataxie.

Cette division, généralement admise, est loin
cependant de l'être par tous les pathologistes.
Quelques-uns, comme M. Andral, pensent qu'on
a singulièrement exagéré le nombre des productions accidentelles. Le tubercule développé dans
les follicules intestinales, les granulations des
lobules pulmonaires, la cirrhose hépatique de
Laënnec, ne sont, selon lui, qu'une simple hy-
pertrophie ; et le tissu cancereux, qui, d'après
Bayle et Laënnec, est constitué par les tissus
squirrheux et encéphaloïde, qu'une simple altération de nutrition et de sécrétion. C'est ainsi que
ces végétations, ces ulcérations développées dans
les membranes muqueuses, et le cancer de l'esto-
mac en particulier, ne sont produits que par une
modification de nutrition de ces membranes muqueuses, ou par l'induration du tissu cellulaire
sous-muqueux, ou bien par l'hyperthrophie de la
tunique musculaire. Selon ce même professeur,
ce qu'on appelle masse carcinomateuse du foie
n'est autre chose qu'une infiltration du parenchyme de l'organe par une matière albumineuse,
concrète, envahissant tout le parenchyme hépatique, qui finit par s'atrophier et disparaître entièrement.

Ce conflit d'opinions dans la manière d'envisager les résultats de l'anatomie pathologique, nous indique que cette science est encore trop peu avancée pour se prêter à une division régulière et complète des faits dont elle se compose : cependant MM. Cruveilher, Mérat, Mekel, Heuzinger, ont infructueusement tenté de vaincre les difficultés que Laënnec a signalées. Les classifications de ces auteurs sont loin d'être à l'abri de toute objection : celle de M. Andral me paraît plus physiologique.

CONSIDÉRATIONS DÉDUITES

DES FAITS EXPOSÉS PAR L'ANATOMIE PATHOLOGIQUE.

Utilité que la médecine peut en retirer.

Cependant, quelque imparfaite, quelque défectueuse que soit cette science, les découvertes qu'elle embrasse sont néanmoins d'une haute importance pour la médecine. Par elle nous acquérons des connaissances positives sur la gravité des affections organiques, sur leur durée, sur leur terminaison : elle nous apprend que la plupart des productions inorganisées restent stationnaires ou n'ont qu'un accroissement très-lent, et qu'il en est de même des tissus accidentels analogues; mais que les productions hétérologues et les altérations de tissus ont une tendance continuelle à s'accroître ou à éprouver des dégénérescences, dont les effets sur l'économie sont même plus à redouter que leur développement. C'est ainsi que le squirrhe et le tissu encéphaloïde se distinguent par le déplorable pouvoir qu'ils ont de métamor-

phoser comme eux tous les tissus avec lesquels ils
se trouvent en rapport ; c'est ainsi qu'après avoir
été une affection locale, le cancer se ramollit
progressivement, se fond en une sanie, un ichor
délétère, qui, absorbés par les vaisseaux et trans-
portés dans le torrent de la circulation, déterminent cette diathèse cancéreuse, dernier période des
affections carcinomateuses. Quoique en général la
permanence d'état soit le caractère distinctif des
productions analogues, il arrive cependant que
quelques-unes, surtout celles qui ont leur siége
dans le tissu cellulaire et vasculaire, sont suscep-
tibles d'un accroissement considérable. Doués
d'une force reproductive remarquable, ces tissus,
développés extraordinairement, finissent par s'é-
loigner de la perfection de leur organisation primitive, se transforment en tissus hétérologues, et
éprouvent fréquemment les dégénérescences qui
sont la terminaison ordinaire de ces dernières
métamorphoses. Dans toutes les formations nouvelles, il ne faut jamais compter sur le retour de
l'organe à son premier état : il en est de même
pour les lésions de tissus ; car si on en excepte les
engorgements, les infiltrations, les congestions
produites par différents liquides qui peuvent être
résorbés, et la plupart des effets purement inflam-
matoires, toutes les autres altérations organiques
n'admettent point le rétablissement de la partie
malade. Généralement parlant, les lésions de
tissu ont un caractère de gravité bien plus à redouter que les productions anormales, et parmi
celles-ci les formations nouvelles non organisées

ont une terminaison moins fâcheuse ; souvent
même elles sont sans inconvénient pour la santé.
Parmi les tissus organisés, les hétérologues sus-
ceptibles d'un accroissement indéterminé et d'une
dégénérescence suivie d'accidents mortels, sont
infiniment plus à craindre que les productions
analogues, dont le développement est très-lent,
et n'éprouvent jamais d'altérations ultérieures.
Toute altération propre des tissus organiques porte
avec elle une terminaison fâcheuse, quoiqu'il arrive souvent que des formations accidentelles en-
traînent des accidents consécutifs bien plus fu-
nestes que des modifications et même des lésions
de tissu. La chose n'est pas douteuse pour le développement des tubercules dans les poumons,
de la mélanose, de la cirrhose, et surtout du
squirrhe. Ces affections sont évidemment bien autrement graves qu'un léger état d'hyperthrophie
ou d'atrophie, que l'emphysème du tissu cellulaire, que le rapetissement des poumons à la suite
des épanchements pleurétiques. Dans toute lésion
organique, il faut prendre en considération non-
seulement sa nature, son état de simplicité ou de
complication, mais encore son siége, et l'importance physiologique de l'organe qu'elle attaque :
ainsi un ulcère de la jambe, la gangrène du doigt
auront des suites bien moins fâcheuses que l'affection la plus légère du cœur et du cerveau.

Les résultats de l'anatomie pathologique se-
raient-ils bornés à ces simples considérations,
elle mériterait d'être étudiée avec soin par les
personnes de l'art. En effet, la valeur des induc-

tions fournies par les symptômes de l'organe lésé
et par le trouble consécutif qu'éprouvent les fonctions sur lesquelles la maladie peut avoir de l'influence, est souvent suffisante pour établir son
diagnostic : mais on conçoit qu'il faut une observation bien attentive et une appréciation bien ri-
goureuse des accidents morbides ; car souvent,
malgré tout le soin apporté à leur examen, les
phénomènes locaux ou dépendant immédiate-
ment de la lésion organique, échappent à nos recherches, ou bien leur interprétation reste équi-
voque. Toute lésion organique est précédée d'un
état morbide latent, d'une période d'incubation,
pendant laquelle il se passe une série de phénomènes qui nous échappent ; et ce n'est que lorsque le développement de l'altération a fait de
grands progrès, qu'elle devient manifeste. Il n'est
donc pas étonnant que, malgré la sagacité la plus
pénétrante, nous soyons dans l'impuissance de
rapporter à leurs causes réelles des symptômes
qui, dans le principe, prennent naissance dans
une altération occulte. Cette incertitude dans
l'appréciation des phénomènes morbides doit se
présenter infailliblement, lorsqu'à ces lésions organiques viennent se joindre de ces complications
nombreuses et variées, de ces épiphénomènes si
souvent concommittants des affections de toute
espèce. Dans ce cas, la possibilité de reconnaître
l'existence et la nature de l'affection, est resserrée
dans d'étroites limites.

JUSQU'A QUEL POINT L'ANATOMIE PATHOLOGIQUE
PEUT-ELLE NOUS ÉCLAIRER SUR LE SIÉGE, LES
CAUSES ET LA NATURE DES MALADIES.

Les auteurs d'anatomie pathologique nous apprennent qu'elle a pour but de nous éclairer sur le siége, les causes et la nature des maladies. Si elle atteignait ce triple but, aucune science ne serait plus utile à l'humanité, aucune ne serait plus digne de fixer l'attention des hommes ardents et laborieux qui consacrent leur vie à méditer les moyens conservateurs de notre existence. Mais voyons jusqu'à quel point elle nous éclaire sur ces questions capitales en médecine.

Du siége des maladies.

En cherchant à localiser les affections, l'anatomie pathologique a d'abord rendu un service incontestable à la médecine ; par là, elle a chassé cette essentialité morbide dans laquelle on a si long-temps placé les causes des maladies : résultat précieux, en ce qu'il fixe en partie l'esprit du médecin, et fait disparaître ces luttes imaginaires de la nature contre des principes nuisibles, et toutes ces abstractions, toutes ces créations métaphysiques qui ont servi de pivot aux raisonnements des anciens. Quelle confusion d'idées ne devrait pas rester dans l'esprit du médecin qui s'amuserait à étudier les conceptions du galénisme sur les quatre éléments, sur les qualités premières, les esprits, les facultés et les causes occultes !

quelle incertitude dans la pratique de la médecine, lorsqu'il s'agit de faire l'application de théories aussi hasardées, aussi chimériques!

Il ne faut pas sans doute s'exagérer les avantages que la médecine pratique peut retirer de la
localisation des maladies : cette notion est peu de
chose par elle-même, si on ignore l'état physiologique de l'organe, et la manière d'agir des
agents thérapeutiques. Le principal mérite de
l'idée qu'ont eue certains pathologistes de fixer le
siége des affections, est de nous mettre sur la
route du vrai, en nous montrant toute maladie
comme une lésion des solides et des liquides. En
bannissant l'ontologie des anciens, elle nous ra-
mène à l'observation des faits, qui est la vraie médecine. Jusqu'à présent l'anatomie pathologique
est loin de pouvoir nous indiquer le siége de toutes les affections : cependant elle est déjà riche
d'un certain nombre de découvertes sous ce rapport. Ainsi, dans les inflammations de nature diverse des systèmes cutané et muqueux, dans les
productions morbides, dans les dégénérescences
organiques, elle possède des signes assez positifs
pour établir les caractères différentiels de ces
sortes d'affections, lorsque, en nous enseignant le
siége du mal et les modifications qu'il fait subir
aux organes pendant son cours, l'anatomie pathologique nous suggère les avantages attachés aux
médications locales; de plus, elle avertit souvent
le médecin des dangers qu'il fait courir au malade
s'il ne s'empresse d'obvier à des accidents qui peuvent survenir. C'est ainsi que dans la diphritite

ou angine couenneuse, il doit se hâter de prévenir le travail d'organisation qui formera des
pseudo-membranes si souvent mortelles ; s'il reconnaît l'existence d'une production hétérologue,
l'anatomie pathologique lui enseigne d'en faire
l'extirpation, si elle est possible, ou d'employer
tous les moyens capables de prévenir la dégénérescence. D'autres fois, en nous faisant connaître
l'altération profonde des organes, elle nous avertit de l'impuissance des ressources thérapeutiques.
Par exemple, dans la phthisie pulmonaire, la
suppuration des tubercules annonce que les organes de la respiration sont dans un état d'ulcération, de désorganisation complète, qu'il n'est
pas au pouvoir de l'homme de guérir ; et que,
pour obtenir la résolution d'une affection de cette
nature, il faudrait que le médecin fût doué d'une
puissance créatrice, qui n'entre point dans ses
attributs. En jetant quelque lumière sur la nature
des affections organiques, en en faisant connaître
leur marche et leur terminaison, l'anatomie pathologique nous indique donc la voie la plus
courte et la plus sûre à suivre pour arriver à la
guérison, nous rend plus circonspects dans le
traitement des affections obscures ou dont la terminaison est mortelle, et nous fait apprécier à
sa juste valeur cet empirisme aveugle qui tente
des moyens dont il ne peut calculer les conséquences.

Mais l'anatomie pathologique peut-elle toujours
nous indiquer le siége des maladies ? Non : il en
existe une infinité dont le scalpel et tous nos

moyens d'investigation ne sauraient nous indiquer le lieu d'après des modifications organiques
appréciables, d'après la formation de tissus anor-
maux. Toutes les névroses sont dans ce cas, ainsi
que les anomalies de l'innervation, les aberrations
de l'intelligence, les typhus, les fièvres dites es-
sentielles, etc. La plupart des lésions organiques
même, celles qui ont lieu dans les absorbants et
les exhalants, dans les capillaires sanguins, dans
la composition des tissus isolément pris, échappent à l'œil de l'anatomiste : en effet, il ne sera
frappé que par les désordres les plus grossiers qui
surviendront dans l'organisme. Ainsi, une congestion sanguine ou séreuse, une hyperthrophie,
une ulcération, un ramollissement, une induration, les changements de nature des différents
solides, tels sont, en général, les accidents morbides qui frapperont ses sens; et même, s'ils sont
peu considérables, y aura-t-il encore matière à
contestation. Dans ce cas, l'inclination de l'anatomiste pour une opinion chérie influera beaucoup sur son jugement. Ouvrez un cadavre dont
les organes ne présentent pas des lésions évidentes,
il arrivera que deux médecins porteront un jugement différent sur leur état : l'un d'eux trouvera
partout des traces d'inflammation, de ramollissement, d'induration, tandis que l'autre affirmera
qu'ils n'ont rien de pathologique. Lorsqu'il s'agit
de prononcer sur un degré de plus ou de moins de
rougeur, de congestion, de dureté, il est bien
difficile d'approcher du vrai, d'échapper à l'arbi-
traire. M. Andral, dans son ouvrage d'anatomie

pathologique (1), affirme qu'il peut exister neuf causes différentes qui font subir à la muqueuse intestinale des altérations analogues, quant à la couleur, à celles qu'amène l'inflammation, sans que pour cela elle ait cessé d'être saine. D'après cela, quelle confiance le médecin devra-t-il accorder à ses yeux, lorsqu'il aura à décider si la couleur que présente la muqueuse des voies digestives est un effet morbide ou physiologique? Aucun caractère certain, tranché, qui puisse le guider sûrement. De quelle perspicacité ne devra-t-il pas s'armer pour asseoir son jugement? Toutes les modifications morbides qui se présentent à l'observation consistent, ainsi que je l'ai déjà exposé, dans les différences de forme, de volume, de couleur, de rapports, de consistance, dans les productions contre nature, dans la quantité, la qualité, et la composition chimique des liquides sécrétés. Cette diversité de changements est la base des recherches anatomico-pathologiques; et c'est dans l'observation plus ou moins vraie, plus ou moins incontestable de ces modifications, que consiste le positif de la science des lésions organiques. Dans les observations rapportées par Morgagni, il n'est question que de ces caractères extérieurs : les signes pathologiques de cet anatomiste, d'ailleurs si célèbre, ne s'étendent presque pas au-delà; il semble qu'il n'ait eu qu'une idée imparfaite de l'importance de l'anatomie générale et de structure, dont la connais-

____

(1) Tome II, page 19.

sance était indispensable à ses travaux. En effet,
est-ce connaître le siége d'une maladie, que d'a-
voir signalé ces caractères généraux qui peuvent
survenir à la suite d'affections tout-à-fait différentes ? Chaque organe est un composé de tissus ;
chaque système de tissu a ses maladies propres,
et c'est de là sans doute que dérive cette variété
de symptômes observés dans les affections de la
même partie : car il est certain que chaque cause
morbifère a une spécificité d'action sur un de ces
éléments constitutifs plutôt que sur un autre. Or,
pour arriver à la connaissance du véritable siége
du mal, il faut donc savoir d'abord quelles sont
les espèces de tissus qui peuvent être lésés ; et si
l'on veut pénétrer la nature de la maladie, il faut
en outre découvrir les éléments organiques, les
suivre dans leurs combinaisons, leurs changements de nature ; remonter à l'altération primitive que l'un ou plusieurs d'entre eux ont subie ;
voir l'influence que cette altération exerce sur les
éléments non viciés, puis sur les tissus, puis sur
les organes en général. Voilà sans doute un travail
plus qu'humain à achever :

Felix qui potuit rerum cognoscere causas.

Des causes des maladies.

Pour fonder son étiologie, l'anatomie pathologique s'allie d'une manière intime à la physiologie ; elle fait cause commune avec elle : aussi a-t-
elle embrassé ses vérités et ses erreurs, ses hypothèses et ses faits démontrés. C'est ici surtout

qu'elle hasarde des conjectures, qu'elle donne pour des résultats incontestés : nous la voyons créer ces généralités pathologiques sur lesquelles elle construit ses théories, desquelles elle tire des conséquences nécessaires, et nous jette dans les illusions d'une science aussi brillante par sa fécondité hypothétique que curieuse par sa nouveauté. L'étude des causes est laborieuse et souvent impossible ; elle exige de vastes connaissances, un génie philosophique, et un rare esprit d'observation. De plus, comment saisir ce qui échappe à nos sens ? pourquoi l'homme n'en a-t-il pas de plus subtils, pour dérober à la nature ces actions intimes qui président à l'organisation et à la décomposition des êtres organisés ? Si nous avions une connaissance exacte de la structure intime des corps vivants, ainsi que de la manière dont ils se développent et s'entretiennent ; si nous pouvions observer les maladies dans leur état latent, puis, dès les premiers instants de leur formation, si nous connaissions le mécanisme du dérangement des fonctions et de l'altération des organes, alors nous pourrions espérer qu'avec du temps, du génie et de l'application, la pathogénie ferait des progrès. Mais nos connaissances sous ce rapport sont encore si bornées, qu'il nous est impossible de déchirer le voile qui nous dérobe ces secrets impénétrables.

Parmi les causes morbifères, il faut en distinguer de deux espèces : les unes sensibles, les autres cachées. Les premières comprennent l'action des agents extérieurs sur les organes, et les changements physiques que ceux-ci éprouvent ; changements qui deviennent souvent causes directes d'une autre affection. Ainsi, les modifications de couleur, de volume, de densité, de structure intime, de composition chimique, d'odeur, de saveur, et tous les accidents morbides de ce genre, signalés par l'anatomie pathologique, ne sont que des effets des mouvements organiques qui les ont déterminés : ces changements matériels apportés dans les organes deviennent souvent causes directes d'autres maladies. Mais on conçoit que cette connaissance est peu importante, puisqu'elle ne peut 1° nous faire remonter au désordre organique primitif, ce qui néanmoins serait nécessaire pour obvier aux accidents secondaires ; 2° nous dévoiler l'action physiologique qui y a donné lieu ; 3° nous indiquer *à priori* le traitement curatif. On fera long-temps des observations d'anatomie pathologique ; si elles ne sont appuyées que sur des caractères physiques, la pathogénie n'en retirera aucun profit. Ne possédant que la connaissance des lésions grossières, tandis que les plus intimes lui échappent, l'anatomie pathologique peut établir une étiologie plus ou moins probable, plus ou moins ingénieuse ; mais est-elle vraie ? Comme la physiologie, elle ignore ce qu'il faudrait savoir pour arriver sûrement à la connaissance des causes morbifères, c'est-à-dire la nature de la sensibilité, ses divers états, son influence et ses modifications dans les tissus de nature différente, ainsi que les actions des agents de stimulation. Voilà ce qu'il faudrait ne pas ignorer.

Les maladies dont nous pouvons apprécier les causes, sont celles qui sont l'effet d'un désordre mécanique évident. Ainsi, la rupture d'un vaisseau sanguin dans le cerveau donne lieu à un épanchement et à tous les symptômes de l'apoplexie : voilà une cause directe, sensible, palpable. Mais si on veut remonter à la cause indirecte, c'est-à-dire à celle qui a produit la dilatation excessive, l'amincissement des parois des capillaires, c'est alors qu'on court risque de s'égarer ; c'est celle-là cependant qu'il serait indispensable de connaître pour prévenir l'accident. Nous sommes arrêtés sitôt que nous voulons pénétrer l'action des mouvements organiques ; ou du moins, plusieurs médecins donneront presque toujours une solution différente au même problème physiologique ; solution qui se ressentira certainement des idées prédominantes de leur époque. Ainsi, dans l'observation de Valsalva rapportée par Morgagni dans sa première lettre *De morbis capitis*, la grosseur démesurée de la glande pinéale d'un enfant de treize ans mort d'une hydrocéphale, fut attribuée alors à l'intelligence très-développée de l'enfant ; car dans le temps où cette observation a été recueillie, on croyait généralement que le siége de l'ame pensante résidait dans cette glande (1). « Cum eâ glandulâ à plerisque credebatur sedes « animæ cogitantis (Morgagni). » Maintenant on se rirait du pathologiste qui donnerait une pareille explication de ce phénomène.

(1) Descartes et les médecins cartésiens avaient placé l'ame dans la glande pinéale.

Dès la plus haute antiquité, les médecins et les philosophes firent des efforts incroyables pour pénétrer la nature de cette puissance qui met en jeu les organes. Leurs travaux enfantèrent beaucoup d'erreurs et de préjugés, et eurent fort peu de résultats satisfaisants. Au fond, ils eurent tous la même idée, si le rôle qu'ils firent jouer à cet être inconnu, si la nature qu'ils lui accordèrent furent différents. Le naturisme d'Hippocrate, cet ἐνορμον, faculté mystérieuse et primitive qui a sous sa domination les forces secondaires qui tiennent elles-mêmes sous leur dépendance les diverses parties du corps vivant, offre la plus grande analogie avec les autres conceptions physiologiques et psycologiques qui ont succédé au système du père de la médecine. L'archée de Paracelse, le spiritualisme de Van-Helmont, l'animisme de Stahl, le principe vital de Barthez, l'irritabilité de Haller, la théorie nerveuse de Cullen, l'incitabilité de Brown, ne sont que des développements différents de la même idée. Ces hommes supérieurs ont senti l'inévitable nécessité d'approfondir la nature et les modes d'action de cette force organique, pour arriver à la connaissance des causes pathogéniques. Insaisissable par nos sens, ne pouvant être jugée que dans les résultats de son action, cette puissance motrice a toujours été et sera toujours le désespoir de ces génies inquiets qui, nés pour les conceptions métaphysiques, et mécontents des théories dominantes, cherchent à pénétrer sa nature et à fixer les lois d'après lesquelles elle se comporte. Pour hâter les progrès de la pathogénie, il est donc indispensable de remonter aux causes cachées (1).

DE L'IRRITATION

CONSIDÉRÉE COMME CAUSE MORBIFÈRE.

Remuant jusque dans ses fondements le monde médical, l'école physiologique a tenté dans ces derniers temps de rattacher toutes les maladies à l'irritation. Toujours identique à elle-même, toujours considérée comme une simple exagération de l'action organique, cette irritation est représentée à nos yeux comme le phénomène primitif et caractéristique de presque toutes les maladies, et la seule base solide de la pathologie et de la thérapeutique. En nous montrant l'irritation comme une entité morbide, l'école nouvelle a, par cette conception trop synthétique, renoncé à l'esprit d'analyse, qui seul peut nous signaler une multitude de différences qu'il importe de savoir apprécier quand on veut exercer la médecine avec discernement. Si l'on poussait cette théorie dans ses conséquences rigoureuses, il en résulterait pour la thérapeutique des écarts pernicieux, qui

(1) L'étude des causes premières est évidemment hors du domaine de l'anatomie pathologique, vu que l'objet de ses recherches est l'organisme privé de vie. Elle est donc inhabile à jeter aucune lumière sur les mouvements qui déterminent le jeu de la vie animale. Cependant je parlerai de deux causes morbifères, auxquelles on rattache généralement toutes les maladies, toutes les lésions organiques : je veux dire les lésions de la sensibilité normale et les vices de nutrition.

malheureusement ont été trop souvent commis par ces sectateurs inhabiles, dont le génie étroit ne peut ni embrasser ni juger une science, dont l'esprit paresseux ou incapable trouve plus commode de se rappeler la leçon du docteur Sangrado à Gil-Blas, institué médecin, que de se garnir la tête de connaissances qui demandent de l'étude et une application continuelle. Je ne suivrai point l'école de l'irritation dans toutes ses hypothèses physiologiques ; je me bornerai à faire sentir combien est hasardée cette prétention systématique de vouloir considérer l'irritation 1° comme cause unique et nécessaire de toutes les affections, 2° comme une entité morbide.

La vie s'entretient par la succession non interrompue des mouvements organiques. L'état de santé consiste dans un rhythme donné de ces mouvements ; et la maladie, soit dans l'exagération soit dans la diminution de leur intensité. Pour reconnaître la présence de l'irritation dans une maladie quelconque, nous n'avons que deux signes sensibles bien fugaces : une sensibilité plus exquise, qui peut aller jusqu'à la douleur, et un développement plus considérable de calorique. Ainsi, exaltation de la sensibilité normale, calorique développé extraordinairement, tels sont les signes uniques qui peuvent constater l'existence de l'irritation proprement dite. Les caractères de l'inflammation sont encore signalés par l'école physiologique comme l'expression fidèle de l'irritation, puisque la congestion sanguine est un accident consécutif nécessaire de toute irritation prolongée. Mais, dans un grand nombre de cas, l'augmentation de l'excitabilité normale n'est démontrée par aucune preuve directe ; l'école physiologique avoue elle-même que les accidents caractéristiques les plus saillants sont souvent insaisissables, et qu'il n'existe aucun signe pathognomonique. La plupart des productions accidentelles, des dégénérations de tissus, des engorgements chroniques, sont dans ce cas : une légitime induction ne peut même pas nous porter à admettre l'existence d'une irritation. Dans l'incertitude où nous sommes alors d'apprécier l'état physiologique de l'organe souffrant, il n'est, je pense, qu'un moyen rationnel de nous assurer s'il existe une excitation en plus on en moins, c'est d'observer les résultats de l'action qu'y déterminent les agents de stimulation. Si ceux considérés comme devant provoquer une sur-excitation, amènent la résolution de la maladie qu'on cherche à combattre, je me garderai bien dans ce cas de dire qu'il y a irritation, puisqu'un excitant, mis en contact avec un tissu irrité, ne peut produire qu'une sur-irritation. En vain l'école physiologique prétend-elle se tirer d'affaire, lorsque, agissant contrairement au principe fondamental de sa doctrine, elle emploie des irritants pour guérir certaines inflammations, en disant que ces modificateurs changent *le mode d'irritation*, qu'ils provoquent *des irritations révulsives*. Changer le mode d'irritation n'explique rien, ce n'est qu'une argutie scholastique. D'abord, comment sait-on s'il existe plusieurs formes dans l'irritation ? la

nature de la sensibilité étant inconnue, ses manieres
d'être sont tout aussi cachées (1). Ainsi, ces expres-
sions, transformations, révulsions de l'irritation,
ne peuvent être traduites en d'autres termes que
ceux-ci : « On guérit une irritation en irritant; »
car qu'on change ou qu'on ne change pas le mode
d'irritation, peu importe : il sera toujours vrai
que toutes les fois qu'on applique un irritant sur
une partie excitée, il ne peut en résulter qu'une
sur-excitation. Si cette proposition est fausse, il
faut dès-lors soutenir que le feu refroidit, que la
lumière produit l'obscurité. En rattachant toutes
les maladies à l'irritation, l'école physiologique
tombe évidemment dans l'erreur; elle abandonne
la route du vrai et de l'expérience, pour soutenir
des prétentions systématiques. L'existence des
maladies produites par le défaut d'excitation ne
saurait être révoquée en doute: de cette classe sont
la plupart des inflammations chroniques, des engorgements ganglionnaires, et un grand nombre
des maladies de la peau. Si je ne craignais de me
répéter moi-même, je rappellerais la théorie que

______

(1) Et ces révulsions imaginaires sont des hypothèses inadmis-
sibles dans un grand nombre de cas. Lorsqu'on guérit une pustule
maligne en appliquant un caustique qui certainement ne doit
point calmer l'irritation, et que ce moyen amène la résolution de
la maladie, où se fait la révulsion? En supposant que le siége du
mal est à la main, est-ce au pied? est-ce à l'oreille? Lorsqu'une
partie est affectée de gangrène, et que j'y place des topiques ex-
citants, toniques, pour prévenir la septicité, où se fait la révulsion? Qu'est-ce qui force l'irritation *excessive* qui produit la gan-
grène à se déplacer? La présence d'un stimulant énergique sur la
partie irritée ne peut évidemment qu'y fixer l'irritation et l'exas-
pérer davantage; loin de la déplacer.

j'ai donnée du mécanisme de l'inflammation dans ma thèse inaugurale (année 1832 ; n° 235) ; déposée dans la bibliothèque de la Faculté de médecine de Paris. Cette théorie , d'accord avec l'expérience , nous explique parfaitement pourquoi une médication excitante guérit les inflammations asthéniques , et le motif pour lequel les phlogoses actives réclament des moyens contraires. C'est ce que ne peut faire l'école de l'irritation ; c'est ce que personne , que je sache , n'a fait avant moi. Faute de pouvoir se formuler une théorie , et tout en rejetant en partie la doctrine de l'école de l'irritation , l'éclectisme moderne se laisse dominer à son insu par des idées qui sont souvent l'objet de ses attaques. C'est ainsi que M. Andral , dans ses Généralités pathologiques , nous dit , en parlant des hypérémies , que l'asthénie et la sthénie capillaires peuvent également donner lieu aux congestions sanguines. Ainsi , la trop grande force produira le même effet que l'excès de faiblesse organique ! Comment fera-t-il pour expliquer cette contradiction physiologique ? Voilà sans doute de ces conceptions dont un esprit logique ne se formera jamais l'idée. J'ai déjà fait voir dans ma thèse que la sthénie capillaire ne peut , dans aucun cas , donner lieu à l'engorgement sanguin ; qu'elle doit toujours produire un effet contraire ; qu'ainsi l'hypérémie organique n'est jamais déterminée par l'impuissance des actions du système capillaire sanguin ; que cette asthénie est toujours le résultat d'un défaut d'excitation dans la partie malade ; mais que

ce défaut d'excitation est le plus souvent précédé
d'une sur-excitation qui a usé l'excitabilité des
parties, et qu'alors cette excitabilité retombant
sous l'influence des modificateurs naturels, moins
actifs que ceux qui provoquent la sur-excitation,
elle n'est plus influencée par eux comme précé-
demment, et qu'il en résulte un défaut d'excitation qui amène l'asthénie capillaire. L'action qui
imprime le mouvement à l'économie est si complexe, qu'il est impossible pour nous de l'analyser. Dans l'état de maladie ce travail est plus difficile encore ; car, comme dit Morgagni : « Rari
« sunt morbi, longiores præsertim, ad quos non
« alius aliquis adjungat, aut plura variaque acci-
« dant symptomata. »

C'est surtout en considérant l'inflammation
comme une entité morbide, que l'école physiologique a enfanté la conception la plus fausse, la
plus contraire à l'observation, la plus pernicieuse
pour la pratique. En effet, qu'y a-t-il de commun
entre l'hyperthrophie et l'asthme, entre un ramollissement et les productions d'entozoaires, entre
l'hydatide et le tubercule, entre la pustule maligne et la teigne, entre les syphilides et les inflammations exanthémateuses ? Si l'on poussait
dans ses conséquences rigoureuses une théorie
aussi prétentieuse, aussi exclusive, il s'ensuivrait
que l'on devrait traiter le charbon malin par la
pharmacie antiphlogistique. Des essais de ce genre
ont été tentés, et l'expérience, qui affermit la vérité et détruit l'erreur, nous a déjà prouvé que le
raisonnement était impuissant pour changer la

nature des choses. La différence des affections
tient non-seulement de la nature des modificateurs introduits dans l'économie, ou qui s'y développent sous une influence physiologique, mais
encore de celle des tissus qui en sont le siége.
Pour citer un exemple qui tombe sous les sens,
il est certain que les caractères différenciels que
présentent les inflammations bulleuses, telles que
le pemphigus, le rupia simplex, le rupia proæ-
minens, et les inflammations vésiculeuses, comme
les différentes espèces d'herpès, l'herpès iris, cir-
cinnatus, phlyctenoïdes, ainsi que l'eczéma, la
suette milliaire, etc., proviennent, 1° du siége de
l'affection, qui est différent ; 2° du système de tissu spécialement lésé ; 3° de la nature du principe
morbifère, qui non-seulement a une spécificité
d'action sur un des tissus constitutifs de la peau
plutôt que sur un autre, mais encore détermine
les qualités et la couleur des liquides sécrétés, la
forme et les limites de l'inflammation. L'action
de tout modificateur est ou d'exalter ou de dimi-
nuer, et même de paralyser l'excitabilité normale. Sitôt qu'on admet l'existence d'une force,
quelle que soit d'ailleurs sa nature, on admet aussi
par le fait cette triple manière d'être, exaltation,
diminution d'intensité, anéantissement. J'ai peine
à croire comment l'esprit de secte a pu aveugler
un grand nombre de médecins, distingués d'ailleurs par leur haute science, au point de leur
faire admettre une théorie aussi contraire à la
raison et à la connaissance des lois physiques,
que celle de l'irritation, qui ne reconnaît qu'un

excès d'action organique dans toute maladie (1).

En réfléchissant avec quelque attention sur la nature de l'excitabilité et sur l'influence qu'elle exerce dans les phénomènes physiologiques, on voit qu'elle est même insuffisante pour nous expliquer les faits qui se présentent à notre observation. En effet, comme dit M. Andral : « On a « admis avec raison que l'air est un *excitant* de « la membrane muqueuse des voies aériennes ; « mais là ne se borne pas l'influence de l'air. « L'air agit sur le sang ; il le modifie d'une ma- « nière chimique et vitale tout-à-la-fois ; plusieurs « de ses principes sont directement absorbés et « remplacés par d'autres. Dans cette série de phé- « nomènes, quel rôle joue l'excitation ? un rôle « bien secondaire. Nous explique-t-elle ces phé- « nomènes ? nullement. L'aliment détermine par « sa présence dans le tube digestif une augmen- « tation de vitalité, il y produit un appel de « fluides ; il *l'excite.* Mais est-ce là tout ? Ici encore, « comme pour le phénomène de l'hématose pul- « monaire, cette excitation n'est qu'un des élé- « ments du phénomène ; elle n'est pas l'unique « condition de son accomplissement , etc. Ainsi, « dans l'état physiologique, l'hypothèse de l'ex- « citation n'explique véritablement aucun phé- « nomène ; elle ne saurait rendre compte de

(1) Lorsque M. Broussais vient nous dire (*Traité de l'irritation, page* 273), que le défaut d'excitation d'un organe amène une irri- tation dans ce même organe, c'est comme s'il avançait qu'un corps inerte peut se mouvoir sans force d'impulsion ; c'est soutenir la thèse absurde des effets sans cause.

« l'accomplissement du moindre acte vital ; sou-
« vent enfin on la suppose. Elle n'explique pas
« plus l'état sain, que son excès ou son défaut
« n'expliquent l'état morbide. »

DE LA NUTRITION

CONSIDÉRÉE COMME CAUSE PATHOGÉNIQUE.

C'est aux désordres d'une fonction primordiale
non interrompue, continuée depuis la conception
jusqu'à la mort, dont le ralentissement ou le sur-
croît d'activité, dont les éléments d'action ame-
nent tous les accidents morbides, et qui est le but
de tous les autres phénomènes vitaux, dans laquelle
enfin consiste en définitive la vie organique, qu'il
faut rattacher secondairement la plupart des accidents pathologiques. En effet, les anomalies de
ces assimilations, de ces désassimilations succes-
sives par lesquelles se développe et s'entretient
l'orgnisation, sont la source la plus féconde de
maladies. Ces mouvements physiologiques, in-
connus dans leur nature et leur mécanisme, qui
semblent ne consister que dans des affinités et des
répulsions moléculaires, sont toujours propor-
tionnels à l'intensité de cette puissance motrice
qui détermine leur jeu, et ne cessent qu'avec elle.
Nous voyons la digestion, la respiration, la circulation, les absorbtions, les excrétions, l'innervation, et tous les phénomènes fonctionnels,
avoir une fin unique : élaborer les modificateurs
introduits dans l'économie par une voie quelconque, de manière à les rendre propres à la nutri-

tion ; éliminer les principes dont l'action peut devenir nuisible ; tel est le double but de ces actions physiologiques. L'appétit des organes pour les éléments de nutrition est considérable dans le principe de l'accroissement ; il diminue à mesure que le développement s'effectue, et le dépérissement du corps vivant est toujours proportionnel à la décroissance des mouvements assimilateurs. Il est évident aussi que les changements de nature des solides et des liquides, qui sont la base des recherches anatomico-pathologiques, ne prennent secondairement leur source que dans une nutrition vicieuse. Les modifications physiques qu'éprouvent les tissus dans le squirrhe, le cancer, le polype, dans les engorgements ganglionnaires, dans ces tumeurs désignées génériquement sous le nom d'enkystées, cette prédominance ou cet apauvrissement des liquides en circulation, leur composition différente dans l'état de santé et de maladie, les formes variables que revêtent les produits de sécrétion, sont un résultat nécessaire des anomalies du travail nutritif.

Ce serait inutilement qu'on chercherait à pénétrer la nature et le mécanisme d'action des forces assimilatrices et d'élimination, vu que nos connaissances physiologiques sont encore trop bornées pour éclairer ce phénomène. On doit cependant admettre que c'est dans une puissance inhérente à l'organisme qu'il faut chercher la cause immédiate et le vrai principe de la nutrition. Mais est-ce une force particulière, une force *ad hoc*, comme l'admettent plusieurs physiologistes,

(39)

qui préside à ce travail complexe ? ou bien, comme
le pensait Bichat, la sensibilité organique, la to-
nicité répartie aux absorbants et aux exhalants
sont-elles seules chargées de ce double mouvement ? Comme je l'ai déjà dit, la simple excitabilité est insuffisante pour nous faire concevoir la
fabrication des éléments constitutifs des organes ;
en sorte que toutes les théories fondées jusqu'à ce
jour sur ce principe, ne sauraient nous donner
rien de positif sur cet acte important de la vie organique. Les explications des médecins qui ont
fait tour-à-tour une application exclusive des lois
de la physique, de la chimie et de la mécanique
aux phénomènes de la vie ; le système nutritif de
Grimaud (1) ; l'hypothèse tout-à-fait gratuite de
Cullen, qui accorde à la substance corticale du
cerveau le pouvoir idéal de sécréter le *gluten*
nutritif ; le parenchyme de nutrition imaginé
par Bichat, parenchyme constitué par les tissus
celluleux, absorbant, exhalant, veineux, arté-
riel et nerveux ; ont laissé la question aussi peu
avancée qu'avant leurs travaux.

Pendant long-temps on a cru à l'unité de la
matière *nutritive*, à l'*alimentum unum* d'Hippocrate. La matière glutineuse, gélatineuse et mu-
coso-sucrée de certains physiologistes ; le mucus
organisateur de Théophile Bordeu (2) ; cette mo-
lécule alimentaire, vivante et impérissable, dont
parle Buffon, qui tend continuellement à l'orga-

(1) Essai sur la nutrition.
(2) On peut voir ses Recherches sur le tissu muqueux et l'organe
cellulaire.

nisation partout où elle se trouve, qui, sous l'influence du calorique, donne naissance à une infinité d'animalcules, dérivent d'une conception
analogue. Si cette idée n'est pas l'expression ab-
solument fidèle de la vérité, elle n'est pas du
moins aussi erronnée qu'ont voulu le faire en-
tendre quelques physiologistes. Lorsqu'ils demandent ce qu'ont de commun la fibrine et l'albumine,
la gélatine et l'osmazome, on peut leur répondre
que ces principes sont constitués par les mêmes
éléments, et que des différences dans les proportions empêchent seules une similitude absolue.
Cette grande diversité de composition qu'ils croient
trouver entre les organes, entre les os et les mus-
cles, entre les cartilages et le foie, entre la substance cérébrale et les ligaments, n'est pas aussi
tranchée qu'ils veulent bien le croire. L'analyse
anatomique de ces parties nous fait reconnaître
des caractères communs de texture les plus frap-
pants : le tissu cellulaire paraît être l'organisation
type et fondamentale du corps vivant, et les différences qu'il présente dans les organes tiennent
évidemment à cette dynamie organique qui établit des affinités nutritives variables pour chacun
d'eux ; de manière qu'une diversité de mélange
entre les produits immédiats des animaux et quelques sels, (dont les plus prédominants ont pour
base la potasse, la soude, la chaux, la magnésie,
l'ammoniaque et les oxides de fer, établit seule
leurs caractères différentiels : c'est ce que nous
apprend l'analyse chimique, qui prête un appui
efficace à l'anatomie pathologique. Deux phéno-

mènes qui ont les plus grands rapports, les plus grandes sympathies entre eux, quoique distincts, concourent à l'accomplissement de l'acte nutritif, mouvement afférent ou de composition, mouvement de désassimilation ou de décomposition. C'est par le trouble de ces deux fonctions qu'on peut expliquer la formation de la plupart des lésions organiques. Les éléments de composition sont tous tirés du sang en circulation ; ainsi, des principes constituants de ce liquide dépend la masse des molécules assimilables. En pénétrant les organes, il subit dans chacun d'eux des modifications telles, qu'il y change de nature, et se convertit en principes analogues à la substance même des tissus avec lesquels il se trouve en rapport. Quoique jusqu'à présent l'analyse chimique du sang soit bien éloignée de reproduire tous les principes constitutifs des organes, il faut cependant considérer que tout produit immédiat animal se réduit à quatre éléments de composition : oxigène, carbone, azote, hydrogène. En effet, la fibrine, l'albumine, la matière grasse du sang et du cerveau, la gélatine, le caseum, l'urée, l'osmazome, la leucine, le picromel, la matière jaune de la bile, ainsi que tous les acides animaux, les acides urique, pyro-urique, allantoïque, benzoïque, sébacique, margarique, stéarique, etc., tous produits immédiats, n'offrent pour résultats à l'analyse chimique que l'oxigène, l'azote, l'hydrogène et le carbone. Un peu de soufre trouvé par MM. Gay-Lussac et Thénard dans l'albumine, et une trace de phosphore dans la

matière grasse du cerveau, sont une exception
rare à cette règle générale : en sorte que tous les
principes immédiats de la vie animale ne diffèrent
entre eux que par les proportions dans lesquelles
se trouvent combinés ces éléments premiers.
Pour se rendre raison de leur diversité de composition, il n'est pas nécessaire de supposer que les
molécules semblables à celles qui entrent dans
l'organisation de chaque tissu, sont préalable-
ment formées dans le sang, ainsi que l'ont sup-
posé les physiologistes qui ont tenté d'expliquer
par les lois de la physique et de la mécanique le
mode ou le mécanisme de l'assimilation. On peut
facilement concevoir que par un léger change-
ment dans l'état normal des affinités nutritives,
il se formera un principe pour un autre, ou bien
un produit hétérologue. Par exemple, selon MM.
Gay-Lussac et Thénard,

la fibrine est de	et l'albumine de
53,360 carbone ;	52,883 carbone ;
7,021 hydrogène ;	7,540 hydrogène ;
19,685 oxigène ;	23,872 oxigène ;
19,934 azote.	15,705 azote.

Ainsi, pour faire de l'albumine avec de la fibrine, il
suffit donc 1° d'ajouter à sa composition normale 0,477
carbone, et 4,229 azote ; 2° de retrancher 0,149 hydrogène, et 4,187 oxigène.

Les solides et les liquides qui ont éprouvé des
altérations sont donc différents d'eux-mêmes,
soit par la proportion des principes immédiats qui
doivent entrer dans leur composition, soit par
l'absence de ceux qui les constituent normale-

ment, soit par l'addition de principes étrangers à
leur organisation. Empruntant souvent les secours
de la chimie animale, l'anatomie pathologique
nous apprend que le sang a une grande diversité
de composition dans les différentes maladies.
Ainsi, selon Parmentier et Fourcroy, le sang des
scorbutiques ne contient presque plus de fibrine ;
suivant MM. Nicolas et Gueudeville, celui des
diabétiques renferme peu de fibrine, mais beaucoup plus de sérum que dans l'état sain ; de plus,
Vollaston et Vauquelin ont reconnu que ce sérum
ne contenait pas un atôme de sucre, tandis qu'on
en trouvait une grande quantité dans l'urine.
Dans la fièvre dite putride, le sang ne forme presque jamais de couenne et ne renferme point d'ammoniaque, ainsi que l'ont constaté MM. Deyeux
et Parmentier. Analysée par plusieurs chimistes,
la mélanose paraît formée des divers éléments du
sang, plus d'une matière colorante noire, qui
semble composée essentiellement de carbone. On
peut consulter là-dessus les travaux de MM. Thénard, Barruel et Lassaigne. Je ne pousserai pas
plus loin les citations de ce genre ; mais il est certain que si l'on faisait une analyse exacte des liquides et des solides dans toutes leurs modifications pathologiques, on verrait que les productions morbides, que les altérations de tissus peuvent toutes être rapportées à une quantité en plus
ou en moins des principes qui les constituent
normalement, ou à l'addition de produits étrangers à leur organisation ; soit enfin à la dégénérescence des produits immédiats, dont les élé-

ments ne sont plus dans les proportions voulues, dont quelques-uns même peuvent disparaître entièrement.

La nutrition, considérée comme cause pathogénique, est une vaste carrière ouverte aux théories et aux spéculations hypothétiques, pour expliquer les formes si nombreuses, si variées des altérations organiques. Je ne suivrai point les auteurs d'anatomie pathologique dans les explications qu'ils donnent de la manière d'agir des causes morbifères ; on voit que ces solutions problématiques n'avancent guère la question qu'ils tentent d'éclaircir. Ainsi, lorsqu'ils attribuent l'hyperthrophie à une exagération du mouvement nutritif ou à une diminution dans le mouvement normal de décomposition ; l'induration à une condensation des liquides intersticiels, ou à une sécrétion nouvelle plus consistante qui se répand dans le parenchyme organique et s'y concrète, etc. ; on voit que toutes ces théories sont évidemment hors du domaine de l'anatomie pathologique. Aussi je ne chercherai point à faire voir le jour que cette science a répandu sur ces questions de physiologie, car il est nul. L'objet de ses études est l'organisme dégénéré et privé de vie ; en constatant l'existence des altérations organiques, elle ne signale que des faits, mais n'éclaire en rien les mouvements physiologiques qui les ont produites. Si on en excepte les causes mécaniques qui peuvent expliquer des désordres, des altérations consécutives, telles qu'une oblitération, une dilatation anormale, une rupture de vaisseau, etc., l'anatomie pathologique est impuissante pour nous faire apprécier aucune cause pathogénique. Lorsqu'elle veut sortir de l'objet de ses recherches pour remonter aux causes premières, alors tout n'est que conjectures de sa part; alors elle construit des hypothèses, elle spécule sur des probabilités, qu'elle rattache au système de médecine dominant. Morgagni est mécanicien dans son étiologie, parce qu'il appartenait à l'école de Baglivi, de Boërhaave, de F. Hoffmann; de nos jours, le système de l'irritation en honneur explique ou prétend expliquer la formation de toutes les productions pathologiques, et cette complaisante irritation vient heureusement nous rendre compte de phénomènes tellement complexes, que jamais l'intelligence humaine ne pourra les analyser.

DE LA NATURE DES MALADIES.

Il doit paraître démontré à tout médecin judicieux que la nature des maladies sera toujours un secret inaccessible à l'intelligence de l'homme. Si jusqu'à présent tous les efforts des génies puissants qui ont illustré la médecine n'ont produit aucun résultat; si, d'une autre part, nous devons tenir pour certain que jamais nous ne pourrons saisir, par nos moyens ordinaires d'investigation, les mouvements intimes de la vie organique, il y aurait simplicité de penser qu'un tel espoir puisse jamais se réaliser. Car si on en excepte les altérations produites par des agents qui détériorent les organes d'une manière physique ou chimique, la

lésion première qui constitue l'essence ou la nature intime de la maladie, nous échappe entièrement et constamment. Ainsi, prenons le cho-
léra pour exemple : non-seulement on ignore en
quoi consiste cette terrible affection ; on ne sait
pas même si elle porte son action sur le cerveau
ou sur les intestins, sur le système nerveux ou sur
les systèmes vasculaires sanguins et lymphatiques,
sur les solides ou sur les liquides. Comme je l'ai
déjà dit, l'anatomie pathologique n'étudie que
des organes privés de vie ; elle est évidemment
inhabile à nous révéler de pareils secrets.

Si nous résumons les résultats obtenus par l'a-
natomie pathologique, on peut voir que, fille du
solidisme, elle a puissamment contribué à sa propagation et à son affermissement. En nous faisant
souvent connaître d'une manière assez certaine la
durée, la marche et la terminaison des maladies
organiques, en nous éclairant quelquefois sur leurs
causes, elle a fait sentir à tous les esprits éclairés
qu'elle seule est capable de donner à l'art de guérir des connaissances positives ; et c'est par ces
motifs qu'elle a prévalu contre tout cet échafau-
dage de raisonnements hypothétiques sur lesquels
reposait la médecine ancienne. Si la science des
lésions organiques, encore dans l'enfance, est souvent obligée de procéder par la voie des induc-
tions ; si elle est encore dépourvue de caractères
assez tranchés pour établir une classification, c'est
que les sciences qui sont ses plus fermes appuis,
la physiologie, l'anatomie de structure et la chimie animale, sont trop peu avancées pour lui

fournir toutes les lumières nécessaires à sa perfection. Cependant elle a produit une grande vérité, une vérité fondamentale en médecine, en
nous démontrant que la plupart des affections en-
traînent nécessairement une lésion d'organe ou de
tissu. Par les recherches qu'elle a suscitées, elle
a encore singulièrement éclairé le diagnostic et
le pronostic des maladies organiques; et quelque
imparfaits que soient ses travaux sous ce rapport,
ils sont néanmoins bien autrement plus satisfaisants que ceux de la médecine symptomatique,
telle que l'ont professée Hippocrate, Gallien, et
tous les médecins qui se sont rattachés aux systèmes de ces deux grands maîtres, ou qui les ont
modifiés. En nous montrant les effets des diverses
maladies sur les tissus, après que la médecine
clinique en a observé les différentes phases, l'a-
natomie pathologique nous éclaire quelquefois sur
leurs causes, et détruit dans nos esprits une foule
d'incertitudes qui doivent nécessairement assaillir
ces médecins qui, ignorant toute espèce d'anatomie
et de physiologie expérimentale, croient pouvoir
assigner arbitrairement des lois à l'organisme.
C'est ce vide que laissait l'anatomie pathologique
qui a fait débiter aux plus grands hommes de la
médecine tant d'hypothèses insoutenables, tant
d'erreurs, tant d'absurdités. L'impulsion qu'a
donnée cette science aux esprits de l'époque actuelle, leur a fait apprécier d'une manière toute
spéciale l'importance de l'anatomie et de la physiologie; et en provoquant le zèle des modernes
dans l'étude de ces sciences, nous lui sommes

indirectement redevables des découvertes précieuses qui ont été faites.

Nous devons dire enfin qu'en nous montrant les lésions organiques dans toutes leurs phases d'accroissement, elle nous apprend, après s'être appuyée sur l'observation clinique, si ces affections sont durables, ou si toutes les ressources thérapeuthiques que l'on peut mettre en œuvre sont insignifiantes pour en obtenir la guérison. Sous ce rapport, l'anatomie pathologique a fait faire des progrès incontestables à la médecine rationnelle.